# Rocket-Healing

*El arte de expandir la luz*

# Rocket-Healing

*El arte de expandir la luz*

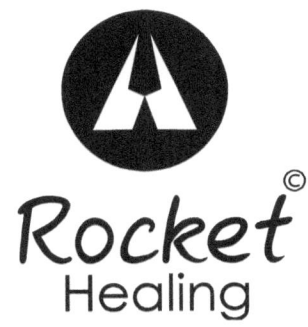

## Donají Herrera

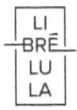

**Rocket-Healing, el arte de expandir la luz**

Autor
**Donaji Herrera**

Dirección editorial
**Alejandra Flores**

Diseño editorial y portada
**Emilio Calderón**

Fotografía
**Arlos Montoya**

Imagen de Portada
**Cúmulo de galaxias** (recuperado de www.unamglobal.unam.mx/?p=43493)

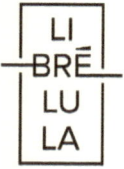

Librélula Editores
©2018 Donji Herrera

A Oscar Herrera Star
Eterno Rocket–Healing

A Steven West
Compañero en este viaje

Mi gratitud para

Israel Pisté
Eugenia Sansores
Melanie Rosas
Ángel Carvajal

y mis hermanos
Magali, Roxana y Martín Herrera

"El amor perfecto destierra el miedo"
1 Juan 4:18

# Introducción

Rocket-Healing

En español significa: cohete –sanando

Es una modalidad de entrenamiento físico, mental y espiritual, que te lleva a tomar conciencia de tu verdadero ser y, por lo tanto, ayuda a mantenerte en una frecuencia elevada de manera constante.

Con Rocket-Healing, recordarás que somos una unidad, que lo que le afecta a uno, en algún momento también le afectará al otro. Entenderás que, de alguna forma, siempre estamos proyectando el subconsciente a nuestro alrededor. Comprenderás con mayor claridad que todo lo que vemos es una creación nuestra y, por esta razón, dejarás de juzgar y culpar. Antes bien, corregirás el error en ti, sin culparte y esa situación que antes te molestaba en los demás, podrá desaparecer.

Rocket-Healing te ayuda a liberar las ataduras con el pasado y a dejar los lastres que te impiden crecer. Rocket-Healing eleva así tu frecuencia, te prepara para el instante en que tu ser despega ilimitado, como un cohete, capaz de iluminarse e iluminar, con dicha y amor, todo cuanto encuentra en su camino.

El Rocket-Healing nació de la idea de que "debería existir una opción más fácil" para tener un cuerpo sano, fuerte y moldeado. Sin ejercicios pesados y dietas rigurosas, una opción para cambiar tu vida, para hacer y obtener las cosas.

Rocket-Healing es para aquellas personas que buscan un bienestar integral, que quieren mantenerse saludables y moldear el cuerpo que desean, a través de una propuesta diferente, fácil y divertida.

Con la mezcla de una variada selección de posturas de yoga, con decretos, respiraciones, pasos de baile urbano, visualizaciones y meditaciones guiadas, tu cuerpo se ejercitará y con ello, cambiarán también tus pensamientos, tus emociones y tus hábitos.

Vas a detectar las ideas que te han atado por mucho tiempo, esos hábitos que te estancan, que no te dejan avanzar, esas ideas limitantes que no solo escuchaste una vez, si no todo el tiempo, porque desde que naciste, se repiten una y otra vez hasta que se vuelven parte de tu identidad. Vas a deshacerte de ellas y en su lugar empezarás a sembrar en ti las ideas adecuadas para desarrollar tus dones y talentos, y enfocarlos en un beneficio individual, colectivo y global.

A través de Rocket-Healing recordarás y concientizarás lo que significa realmente tu cuerpo, su función, hasta dónde llegan sus límites y vas a comprender, sentir y experimentar, la verdadera función del poder ilimitado del espíritu.

Hay diversas técnicas, terapias, escuelas, para cambiar tu mente y tener el cuerpo que deseas. Rocket-Healing es una excelente y práctica opción, que además de divertida es relajada.

El Rocket-Healing no tiene límite de edad, sexo o condición física.

En realidad, Rocket-Healing

ES PARA TODOS.

# Primera Parte

*Todo comienza desde adentro*

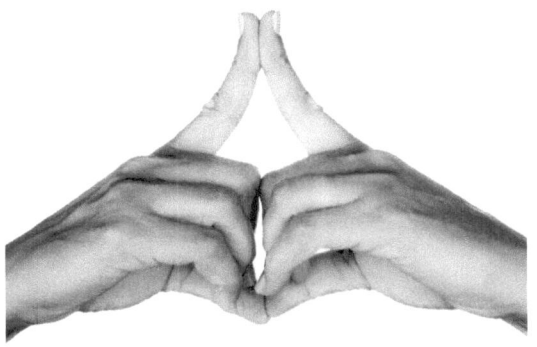

# Capítulo 1 - Estados de la mente

*La mente es como el paracaídas, sólo*
*funciona si la tenemos abierta.*
Albert Einstein

En este libro es importante entender los tres estados de la mente: el consciente, el subconsciente y el inconsciente.

**El consciente**
Lo consciente designa al conjunto de vivencias, de las que la persona puede dar cuenta, mediante un acto de percepción interna. Es decir, ser consciente es el estado en que se puede percibir, recordar, sentir, desear y se hace sin dificultad. El estar conciente es estar "en el aquí y en el ahora", es decir, percibir todo lo que nos rodea: sonidos, aromas, temperaturas texturas; nuestros pensamientos estén enfocados en lo que ocurre aquí y ahora.

Es recomendable que cuando estemos despiertos, y esto quiere decir en estado de vigilia, estemos completamente enfocados y concentrados en todas nuestras acciones, y actuemos en un perfecto estado consciente.

**Preconciente o subconsciente**
Se dice que es el conjunto de comportamientos que un sujeto

desarrolla inadvertidamente, sin darse cuenta, porque en general no dependen de su voluntad. Por ejemplo: si cuando eras niño en tu escuela tocaban una canción los del salón de junto todos los días, más o menos por un año, era obvio que la escucharas e inconscientemente te la aprendieras, aunque no te hubiera gustado en lo más mínimo.

La otra manera en que funciona el subconsciente es cuando te enseñan a lavarte los dientes, ir al baño, comer, caminar, etc. Esto lo aprendes por un corto tiempo, como son acciones básicas de higiene personal y otras son necesidades fisiológicas, las empiezas a hacer poco a poco. Al principio cuestan trabajo, pero por medio de la repetición, cuando ya lo aprendiste bien y has tomado destreza en esos actos, se vuelven hábitos que se hacen de una manera subconsciente.

Se dice que el subconsciente no duerme, no descansa, por los tanto hay que ser prudentes cuando vamos a dormir y evitar dejar encendida la televisión, o las canciones que escuchamos, ya que el subconsciente percibe todo como verdadero. Si acostumbras a dejar la televisión en películas de guerras, terror o dramas trágicos, el subconsciente captará esas emociones e imágenes que más adelante te causarán algún incidente o dolor de cabeza, o ganas de llorar sin saber porqué.

En el subconsciente, tus ideas, pensamientos y emociones, son como semillas; el subconsciente es tierra fértil, y como tal, no tiene obstáculos para que estas semillas crezcan. Por lo tanto tenemos que ser conscientes, a cada instante, de las semillas que plantamos. Con esto me refiero a los pensamientos que tenemos en todo momento, a las emociones, los libros, las películas, noticias, historias, canciones etc., pues todo esto se está sembrando a cada instante en nuestro subconsciente.

## El inconsciente

El inconsciente es la suma total de todos los contenidos mentales o procesos que quedan fuera de la consciencia y que son incapaces de llegar a ella a causa de una contrafuerza, que es la censura o la represión.

Estos contenidos mentales inconscientes suelen ser impulsos o deseos que resultan, en cierto modo, inaceptables, amenazadores o repugnantes para el sujeto, desde el punto de vista ético o intelectual. Pese a la censura, estos contenidos pugnan por hacerse conscientes, siendo permanentemente reprimidos. Si llega un momento en que surge el conflicto, se pueden desencadenar síntomas neuróticos.

Lo inconsciente nunca puede llegar a hacerse consciente, salvo en contadas excepciones: cuando la censura está dominada por la aparición de síntomas psiconeuróticos; cuando se relaja, como en los estados de sueño; o cuando se la engaña.

¿Cómo cambio la manera
de ver las cosas?

Muy fácil:

DEJA DE JUZGAR

# Capítulo 2 - ¿Para qué juzgamos?

*Si nosotros somos tan dados a juzgar*
*a los demás, es debido a que*
*temblamos por nosotros mismos.*
Oscar Wilde

El ser humano tiene muy arraigado el hábito de juzgar, sin darse cuenta de que lo que juzga es, en realidad, una proyección del subconsciente. Es decir, si algo te hace sentir bien, o te hace sentir mal, si algo te gusta o te molesta, está haciéndose presente tu subconsciente.

Estas proyecciones se crean por medio de información reciclada, por ejemplo: ideas y hábitos de la familia, maestros, vecinos, amigos, y el entorno cultural que nos rodea. En general, tú, yo, buena parte de la humanidad, juzgamos las situaciones y a las personas por el conocimiento que adquirimos antes, por eso, si tu familia o la gente del entorno donde te formaste juzga un tipo de cosas, de igual manera lo lo harás tu, como si fueras un experto en emitir juicios.

¿Qué ocurre? Que al juzgar te mantienes proyectando la misma situación, hasta que comprendes que, si deseas que eso cambie, la mejor vía es dejar de juzgar. A menudo juzgas por creerte mejor que otros. Quieres siempre ganar y estar por encima de todos. Es una obsesión absurda que te lleva a competir constantemente, sin darte cuenta de que esto solo provoca tu separación con el otro.

Sin embargo, el único y verdadero objetivo de la fuente universal, es la unidad entre todos los seres. Siempre que estás compitiendo con "el otro", lo estás haciendo contigo mismo.

Otra de las razones por la que acostumbramos juzgar es por que a nadie nos gusta que nos culpen ni sentirnos culpables. Si pasas juzgando la mayor parte de las situaciones de tu entorno, es posible que sea porque te sientas culpable, o por que alguna vez te hayan hecho sentir culpable.

Juzgar en realidad no nos deja ningún beneficio, al contrario, está comprobado que hablar mal de los demás baja la energía física y mental. He conocido varias personas que juzgan en exceso las injusticias, y estas personas son propensas a sufrir enfermedades crónicas.

Tal vez puedas decir: yo no juzgo a nadie, ni hablo mal de otros. Pero, ¿qué pasa cuando te reunes con los amigos y empiezan a criticar a tal o cual actriz, político, asesino, deportista, pederasta? Todos ellos también son los otros.

Es verdad, hay muchas víctimas inocentes, pero hasta el peor criminal, ya tiene quien lo juzgue: profesionales que estudian, se capacitan y les pagan por juzgar.

Tu como espectador, no tienes esa necesidad porque no resuelves nada. Lo único que te sucede al juzgar, es bajar tu campo de energía y reforzar que estas situaciones se sigan proyectando con más fuerza en el inconsciente colectivo y con ello, provocar el efecto contrario al deseable, porque en lugar de un cambio positivo, aparecerán más personas y situaciones de este tipo.

Matar, robar, defraudar, cualquier acción que perturbe la paz y la seguridad de las personas, obviamente está muy, muy mal. Pero cuando te adentras en esas situaciones, la invitación es que al mismo tiempo, te cuestiones y observes que, lo que tienes enfrente es tu espejo: una proyección de tu subconsciente.

Antes de emitir un juicio, debes preguntarte: ¿Para qué estoy reflejando esta situación, persona o cosa? ¿Qué lección me está poniendo el subconsciente? ¿Qué me está recordando para que "YO, que soy una persona íntegra e incapaz de hacerle daño a alguien", tenga que vivir esta situación que perturba mi paz o la paz de otros? Te daré dos ejemplos:

**El robo**
Puede ser que tú seas incapaz de robar en el plano físico; pero ¿qué pasa cuando inconscientemente robas el tiempo de alguien al llegar tarde a una cita? ¿Qué ocurre cuando te robas a ti mismo el tiempo? ¿O robas la energía de los demás hablando de tus problemas y quejas? ¿Y si le robas el novio o novia a otra persona? Cualquier clase de robo perturba la paz. ¿Te suena?

Cuando estés a punto de emitir un juicio hazte la pregunta: ¿Qué tengo que aprender de todo esto? Te aseguro que recibirás la respuesta de inmediato y poco a poco dejarás de juzgar por juzgar, porque sabrás que lo que sucede, solo es un reflejo tuyo.

Claro, tampoco se trata de que te eches la culpa de todo. Si lograste entender el mensaje que el subconsciente te está dando por medio de esa proyección, y entendiste que parte del error está en ti, también está en ti la solución. Entonces podrás perdonarte, porque entender la lección, te prepara para poder soltar.

Cuando dejas de juzgar, comienzas a cuestionar y aprendes a perdonar. Entonces desaparecen las proyecciones que no deseas y que tanto te molestan. De esta manera, antes de emitir un juicio y causarte un disgusto, como todo un maestro de la situación, tomarás conciencia sobre esos hechos erróneos que dejarán de perturbar tu paz y, poco a poco, irán desapareciendo.

### Tus vecinos

Imagina que la vecina o el vecino pone todos los días su bolsa de basura frente a tu puerta y no frente a la suya. Tú te enojarás mucho y querrás tener una fuerte discusión, o tal vez no te importe mucho y la juntarás con la tuya y se la entregarás al del camión.

¿Generalmente te molestas y haces de esto una guerra campal?

Si tomas consciencia y analizas la situación, las preguntas que podrías hacerte son: ¿Para qué me estoy poniendo basura enfrente? ¿Qué clase de pensamientos tóxicos o qué clase de basura estoy pensando? ¿A quién le estoy sobrepasando sus límites, que me lleva a proyectar que alguien sobrepase los límites de mi casa?

Las respuestas te vendrán pronto y podrás comenzar a ver cómo esa situación empieza a cambiar para beneficio de las dos partes.

Este ejemplo se aplica a todo. Si en cada situación que creemos "injusta", hacemos una visita a nuestro interior y nos perdonamos de cualquier error que esté provocando la situación, entramos en la unidad. Nuestra percepción de las cosas cambiará y nuestro entorno ya no será el mismo.

Recuerda algo: siempre estamos a favor de la paz. No nos gustan las guerras, pero cada vez que juzgas, inicias una guerra desde tu mente. Empieza por tomar consciencia y cambia esos pequeños actos cotidianos para que todo tu entorno cambie también.

Aplica la sabiduría popular:

"Haz al otro lo que te gustaría que te hicieran a ti".

"No trates de cambiar al mundo,
cambia tú, y todo cambiará".

"Piensa del otro lo que te gustaría que pensaran de ti".

Les comparto un fragmento muy interesante de la película de la trilogía "El señor de los anillos. La comunidad del anillo", acerca de juzgar.

### Diálogo del mago Gandalf el Gris y Frodo Baggins

**Gandalf:** La vida de Smeagol es una triste historia. Sí, Smeagol era su nombre antes que el anillo le encontrara.

**Frodo:** Lástima que Bilbo no le matara cuando pudo hacerlo.

**Gandalf:** ¿Lástima? La lástima fue la que frenó la mano de Bilbo. En efecto, muchos vivos merecerían la muerte, y muchos que mueren merecerían la vida. ¿Puedes devolvérsela tú Frodo? No te apresures pues, en adjudicar muerte o juicio, pues ni aún los más sabios pueden discernir eso.

# Capítulo 3 - La Visualización

*El sentir es el proceso de la creación*
Donají Herrera

Visualización es el nombre que se le ha dado a un tipo de ejercicio mental que, por medio de imágenes creadas o recreadas por la imaginación, son capaces de manipular los pensamientos y, a su vez, a las emociones que ellos provocan.

Se trata de programar o entrenar a nuestro cerebro, proyectando en la mente diferentes situaciones específicas, sea para mejorar la práctica de algún deporte, ofrecer un discurso, cantar, bailar, tocar un instrumento, o incluso para superar situaciones, personas u objetos, que nos provocan emociones de inseguridad.

El principio sobre el que funciona es relativamente simple, sin embargo, un ejercicio efectivo requiere de una serie de etapas e instrucciones específicas, de lo contrario no será útil para alcanzar el objetivo de "reprogramar" a la mente.

En términos sencillos, sucede que cuando imaginamos cualquier situación, nuestro cerebro responde a esa imagen mental casi exactamente igual, como si realmente estuviera en la situación imaginada. Por ejemplo, digamos que eres de las personas a quienes que les atemoriza hablar en público. Sin que importe el motivo que provoca ese miedo, la invitación es a que te visualices en un escenario frente a mucha gente, diciendo tu elocuente discurso.

La idea es proyectar en la mente, como una película, a ti mismo, al momento del discurso. Tal vez al principio te cueste trabajo, pero con una serie de repeticiones lograrás controlar la visualización y, dentro de ella, ir puliendo y perfeccionando tu discurso hasta que te sientas seguro y puedas hacerlo en el plano material.

Este principio es la base de la visualización. Sucede que es posible, y además increíblemente efectivo, el hecho de provocar transformaciones en nuestra manera de reaccionar ante cualquier situación. Usar ejercicios de visualización, correctamente diseñados, es una manera garantizada de transformar nuestra personalidad.

El uso normal que se haría en el ejemplo anterior, es usar la imaginación para que aprendas y te programes a sentirte capaz, valiente y habil al hablar en público, lo que a la vez te puede dar seguridad en otras áreas de tu vida.

Las visualizaciones correctamente diseñadas y dirigidas resultan ser prácticas y efectivas para transformar nuestras emociones, actitudes e incluso, para cambiar la forma de nuestro cuerpo.

Podemos cambiar la manera de comportarnos con los demás, cambiar hábitos nocivos para la salud: como dejar de fumar o consumir drogas. Podemos visualizar ser más atractivos, pacientes, vivir alegres, tener fuerza frente a los problemas de la vida, convertirnos en alguien firme y decidido en los negocios, y miles de objetivos más, que implican la transformación de la personalidad.

La visualización no se trata sólo de imaginar, si no de proyectar en nuestra mente, imágenes o situaciones vívidas. Hay que sentirlas como si las estuvieramos viviendo en el plano físico, como si se tratara de un ensayo general de lo que deseamos vivir en el mundo real.

Cuando los deportistas deseamos mejorar nuestro rendimiento en la cancha, practicamos las jugadas mentalmente, es decir, las visualizamos como si lo estuvieramos haciendo en el plano físico. La diferencia de esto, es que en la mente tenemos todo el control como para hacer que nuestros movimientos sean perfectos. De esta manera el cerebro se entrena a crear estos movimientos, que luego se perfeccionan en el plano físico.

El cerebro y el cuerpo se habitúan, lo imaginado se vuelve parte de ellos y, cuando viene la práctica física, lo visualizado se ejecuta de una manera natural y fluida, sin necesidad de esforzarse o estresarse pensando qué movimiento realizar.

Cuando ejercitamos la mente un poco más que el cuerpo, y cambiamos los hábitos de pensamiento (como los hábitos de conducta), las cosas no son tan difíciles como las pensábamos. Ya leímos acerca de la visualización y la manera de aplicarla. Yo la he aplicado constantemente en las clases de vocalización con muy buenos resultados. Te cuento: visualizando una nota alta, que para mí rango vocal sería imposible dar, hago todo el proceso de llevar el aire a los resonadores, coloco la boca e imagino cómo pasa el sonido a través de mi cara y la manera en que sale por la parte alta de mi cabeza, pero sin emitir el sonido, sólo lo imagino y lo vibro como si en realidad estuviera sonando. Después de algunas repeticiones emito el sonido, canto y fluye la voz clara y sin ningún esfuerzo.

Anda inténtalo. Sería interesante que lo intentaras. Este ejemplo lo puedes aplicar a cualquier cosa que desees: encontrarte con un futuro socio, novio, negocio; tener el cuerpo, el cabello, la piel, cambia el objetivo, pero la técnica es la misma.

Lo importante es que al visualizar **sientas** lo que se **siente** cuando está sucediendo, cuando está creándose lo deseado. Por eso inicié este capítulo con esta frase: **sentir** es el proceso de la creación.

Ojo, algo muy importante, yo diría fundamental: relájate, haz los ejercicios de visualización de la manera más tranquila y sin expectativa alguna. Es simple: visualizar y sentir; sentir el placer que se experimenta cuando en tu mente estás ejecutando una acción, u observando un resultado determinado de eso que deseas.

Pero ¿qué pasa cuando por años traemos hábitos que nos limitan, que se han pasado generación tras generación, ya sea por la familia o por el inconsciente colectivo (los medios de comunicación, los vecinos, maestros)?

¿Qué sucede cuando nos asaltan dichos como no soy bueno para esto o lo otro, o solo soy bueno para esto o lo otro?

¿Y qué tal ideas preconcebidas como: ya nací gordo o flaco y sólo con una dieta estricta y haciendo ejercicio excesivo voy a poder cambiar?

¿Cómo queremos lograr algo en nuestra vida si mantenemos esos hábitos mentales?

Los pensamientos tienen el poder de bloquearnos el camino. Aunque nuestra intención sea la mejor y tengamos la mejor preparación, también la mente nos limita.

¿Qué hacemos en estos casos?

Vamos a un ejemplo: Te has preparado para un trabajo, tienes todas las herramientas, estas calificado para ese puesto, has practicado todos los pasos de la visualización y te ves logrando tu objetivo, y aun así: escogen a otra persona. No, no te desilusiones a la primera. Hay que ser más consciente que nunca. Dar un paso atrás, observar y hacerse unas cuantas preguntas:

¿**En realidad** deseo este trabajo?

¿**En realidad** deseo ser novio o novia de esta persona?

¿**En realidad** estoy capacitado/a para esta responsabilidad?

Las preguntas pueden ser infinitas.

Si en las respuestas cabe una duda, aunque sea pequeñita: tienes que reconsiderar tu objetivo.

Si las respuestas son todas afirmativas, entonces es importante ir un poco más profundo en la búsqueda. Adéntrate en el pasado y, ya ahí, analiza qué pensamiento, decreto, dicho, o hábito está bloqueando tu camino e impidiendo que tu objetivo se concrete.

Lo bueno de que a nuestra mente le sea tan fácil apegarse a patrones de pensamiento, es que una vez que encuentres el sentimiento o el pensamiento que te está creando el bloqueo, lo podrás cambiar poco a poco, por medio de una serie de ejercicios de visualización y meditaciones que se practican inmediatamente después de cambiar los pensamientos, o emociones no deseadas.
Otra de las prácticas que te recomendamos como Rocket-Healing es empezar por visualizar un objetivo palpable, es decir, algo que estés seguro de concretar.

Por ejemplo, por la mañana al despertar, visualiza claramente una acción que vayas a desarrollar durante el día, sólo una, pero que sea segura y dependa de ti y sólo de ti. Puede ser limpiar un cuarto que tienes desordenado hace mucho tiempo, hacer una llamada telefónica, pasear al perro, llenar un currículum.

Estos son algunos ejemplos, pero lo importante es que tú tengas control de la acción y la desarrolles, que pase lo que pase, cumplas el compromiso que hiciste contigo mismo y así, el cumplir compromisos se hará un hábito y tu subconsciente irá creando en ti, a una persona que cumple metas y es responsable.

Verás que poco a poco este cambio de hábito te llevará a relacionarte con gente responsable y cumplida, así como a situaciones donde con frecuencia se concretan los objetivos.

Somos muy dados a planear, pero luego por una u otra, vamos postergando y eso hace que las metas no se realicen. Por eso es importante empezar con una meta que consideres lo más sencilla posible y la puedas desarrollar con facilidad.

Mas adelante, encontrarás una serie de visualizaciones para darte una idea de cómo empezar.

# Capítulo 4 - La meditación

*La verdad en sí misma, solo puede ser
alcanzada dentro de uno, mediante la más
profunda meditación y conciencia.*
Buda

La meditación es algo más que estar sentado con los ojos cerrados tratando de borrar los pensamientos y poner la mente en blanco.

La meditación es ser consciente de lo que estás haciendo, es ser consciente de lo que está pasando.

La definición más común describe a la práctica como un estado de atención concentrada sobre un objeto externo, que puede ser el pensamiento, la propia conciencia o el propio estado de concentración.

Esta explicación es como la punta del iceberg, donde el contenido se encuentra en lo más profundo, y la parte más pequeña es la que logramos ver, en este caso, conocer.

De la meditación se ha dicho mucho, y se ha utilizado como un método que sirve para relajar el cuerpo e incluso para curar enfermedades.

Mi modo de interpretar la meditación es la siguiente: se trata de un proceso en el que, si tomamos consciencia y prestamos atención al momento presente, se crea un estado de conexión directa con la fuente del universo.

¿De qué hablo? De reconocer que la fuente del universo no se encuentra a millones de años luz, ni a millones de galaxias. Está aquí, ahora, en este mismo instante, en ti y en mí, hagas lo que hagas: ya sea cerrando los ojos en una playa solitaria, o jugando golf, o lavando los platos, o barriendo, o cantando en un concierto masivo. Lo único que tienes que hacer es estar consciente de lo que estás haciendo, entregarte a la acción, gozar hasta el último detalle; y ahí, en ese momento, donde tu mente deje de controlar, se abre paso la meditación. Ahí es donde empieza una conexión con la fuente del universo, ahí donde nos dejamos de preocupar por el pasado o el futuro, pues estamos en el presente perfecto. En ese mismo instante empiezas a sentir ese estado de éxtasis y euforia, de paz y relajamiento, donde te pierdes en el universo y te fundes con él, recibiendo sus dones más sutiles y maravillosos.

*La meditación eres tú,*
*y que nadie jamás*
*te haga cambiar de idea.*
Osho

Por medio de la meditación, descubrimos un lugar único en nuestra vida. Tal vez el verdadero refugio seguro y constante donde puedes descansar, donde te sientes protegido y donde puedes practicar cómo expandirte en el universo.

Es en ese estado donde puedes lograr verte tal cual eres; es donde todo lo que creías de valor afuera en el mundo y todas las situaciones ilógicas, no significan nada al lado de la magnitud de tu ser.

Muy por encima de tu mente te das cuenta de lo esencial e importante que eres en el universo, que no necesitas ir a las montañas o a un templo sagrado (que tampoco es mala idea: las montañas y los templos son hermosos), sino viajar a tu interior, y ahí es donde encuentras la fuente del universo, donde te encuentras contigo mismo.

Nuestra mente se ha creado con información reciclada. Todo lo que somos en este plano material: pensamientos, hábitos e ideas, todo eso es información reciclada. Empieza en casa desde que nacemos. Recibimos la información por nuestros padres, después por los vecinos que frecuentamos, amigos, maestros, por el lugar y la zona donde nacimos y crecimos, por la cultura del lugar, etcétera.

Esto ha pasado a ser parte de nuestra identidad y creemos que es nuestra realidad. Realidad en el plano físico tal vez, pero como dije antes, es **reciclado**, se repite y repite hasta que tú decidas.

Es posible que te sientas cómodo con esa identidad, pero creo que si estás leyendo este libro estás buscando un cambio. Si queremos ser originales y resolver situaciones, tenemos que buscar dentro de nosotros pues afuera las cosas: seguirán repitiéndose.

La meditación es una de las mejores maneras de buscar dentro de nosotros mismos.

En Rocket-Healing practicamos diferentes tipos de meditaci'on. Una de nuestras favoritas es la consciente: mientras bailamos o hacemos posturas de yoga.

También tenemos diferentes tipos de meditacion guiada. He preparado una que, más adelante, que quisiera compartir contigo.

# Capítulo 5 - ¿Qué es Yoga?

*Vivir en armonía con el universo es vivir
lleno de alegría, amor y abundancia.*
Shakti Gawain

El término yoga viene del sánscrito que significa yugo, y designa la unión de la consciencia con el principio absoluto, a partir de métodos para el desarrollo interior, que purifican el cuerpo y la mente.

¿Por qué elegí al yoga para que formara parte de este entrenamiento? Porque sus posturas o asanas son benéficas para la salud, logran un estado de paz mental, propician la meditación y estimulan el proceso de visualización al desarrollar un gran poder de concentración y enfoque.

Los movimientos aislados del yoga, aunados a una visualización guiada, ayudan a moldear el cuerpo dando la silueta deseada al practicante.

De los diferentes estilos de yoga que conocemos, he seleccionado una variedad de posturas que, como dije antes, ayudan a moldear el cuerpo mientras que lo fortalece y lo llena de vitalidad y energía. Practicamos también diferentes tipos de respiraciones, pues sabemos que es esencial para la oxigenación del cuerpo.

Desde la primera sesión de Rocket-Healing, verás los beneficios de incluir el yoga en nuestra metodología. Podrás sentir cómo empieza a desaparecer tu estado de ansiedad o depresivo, dejarás atrás tu estrés e incluso te olvidarás de dolores crónicos.

# Capítulo 6 - El baile para la vida

*A nadie le importa si no puedes*
*bailar bien. Levántate y baila*
Martha Graham

En la historia de la humanidad el baile ha sido un medio de expresión artística y de comunicación, que se manifiesta a través de diferentes movimientos rítmicos, acompañados generalmente por música.

El baile es muy atractivo para la mayoría de las personas que, sin ser conscientes de ello, ejercitan el cuerpo mientras fortalecen sus huesos, sus músculos y el corazón; liberan endorfinas, que son neurotransmisores de la salud y la felicidad, y también regulan la presión arterial.

Aquí te daré una lista de algunos beneficios del baile para que, cuando sientas el llamado de la música, no dudes un instante en pararte y empezar a moverte.

- Mejora la flexibilidad
- Fortalece el corazón
- Refuerza la memoria
- Reduce el estrés o lo anula por completo
- Ayuda a equilibrar peso y talla

- Fortalece el equilibrio
- Se duerme mejor
- Fortalece los huesos
- Disminuye la depresión hasta anularla completamente

¿Bailamos?

## Streetdance

¿Por qué el Streetdance en Rocket-Healing?

El streetdance es un estilo que se creó y se sigue creando en las calles, donde los bailarines muestran sus sentimientos y emociones, de una manera creativa, con movimientos improvisados.

Como constantemente va evolucionando, no hay reglas; simplemente dejan fluir su energía y se entregan al momento, al presente, en otras palabras, se entregan al universo.

Ya que el streetdance se compone de varios estilos de movimiento, algunos con alto grado de dificultad y otros muy parecidos a las posturas de yoga, escogimos los que más nos sirven para canalizar la energía en este plano físico y expandirla.

Estos son algunos de los estilos que manejamos de streetdance. Empezamos con el muy popular y más conocido como *liquid dancing*.

*Liquid dancing o liquiding*, es una danza gestual interpretativa que incluye elementos de pantomima. El nombre describe el movimiento fluido del bailarín, especialmente de sus brazos y manos. Es como si el agua corriera por las extremidades de un lado a otro, o de un cuerpo a otro, pero en lugar de agua debemos pensar que es la luz vibrante y energética que corre dentro de nosotros.

El *Krumping* es una danza de la calle un poco más reciente, con algunos movimientos del *liquinding*, pero más expresiva, con mucha improvisación y más enérgica.

El *Popping* consiste en la contracción y relajación rápida de los músculos para causar un impulso en el cuerpo del bailarín, relacionado con un golpe. Es realizado continuamente siguiendo el ritmo de una canción, en combinación con otros estilos de movimientos de mímica.

Este estilo lo usamos también mucho en Rocket-Healing, pues el contraer y relajar el cuerpo, nos hace tener más consciencia de todas sus partes, y así tomar mayor control sobre él, de manera que nos podemos relajar en cualquier situación, aun cuando parezca demasiado estresante.

*Dubstep*, un baile con movimientos aislados y con mucha fuerza, con impulsos como choques de mucha energía (es de mis favoritos).

# Capítulo 7 - La fuente universal

*¿Quién vive en íntimo contacto con el orden más*
*consumado y la sabiduría divina, no se sentirá*
*estimulado a las aspiraciones más sublimes? ¿Quién*
*no adorará al arquitecto de todas estas cosas?*
Nicolás Copérnico

¿Qué entendemos como fuente universal?

Imagina una fuente que surte sin parar, que es inagotable, infinita, creadora, magnífica. Una fuente de luz universal cuya característica principal es el Amor.

Se dice mucho de conectarse con la Fuente Universal, de alinearse con ella y hacer coincidir nuestra mente con la suya. La mayoría buscamos esa conexión para que ella se exprese por medio de nosotros, y algunos creemos que cuando estemos conectados con la fuente divina vamos a experimentar lo que en realidad es el verdadero poder, que lograremos por fin trascender el tiempo, y veremos con claridad lo que fue, lo que es y lo que será, pues entenderemos que todo está ocurriendo en el mismo instante.

Muchas religiones, cultos y prácticas espirituales, enseñan diversas técnicas para hacer conexión con la Fuente Universal, algunas de ellas con muy buenos resultados, aunque la mayoría requiere de un arduo trabajo espiritual, dietas estrictas y mucho sacrificio.

Para conectar con la fuente, sin embargo, no tienes que ir a ningún lugar en especial, ni comer algo o dejar de comer, o hacer algo en especial. Lo único verdaderamente importante, lo único que se requiere, es eso: conexión.

Y para conectarte, ¿qué necesitas?

—Coincidir, estar en la misma frecuencia—.

Como cuando quieres conectarte a una estación de radio, necesitas el canal exacto para que la estación te mande la información y tú, estando en la misma frecuencia, puedas recibir esa información.

¿Qué significa estar en la misma frecuencia?

Estar en la misma frecuencia significa que dos cosas comparten algunas características o algo que los hace compatibles.

Entonces, ¿qué necesitamos para conectarnos y coincidir con la fuente?

Regresa al inicio de este capítulo y leerás: la característica principal de la fuente es: el amor.

¡Exacto! La respuesta es: **el amor.**
Suena a cliché y se ha dicho por siglos. Jesucristo, incluso

nos lo recordó hace más de dos mil años:

> *"Porque este es el mensaje que habéis oído desde*
> *el principio: Que nos amemos unos a otros"*
> 1 Juan 3:11

> *"Porque toda la ley en esta sola palabra se cumple:*
> *Amarás a tu prójimo como a ti mismo"*
> Gálatas 5:14

Y aunque lo sabemos, a veces no logramos o no queremos entenderlo. Tal vez sea tiempo de recordarlo, de comprender que la definición de amor que hoy vivimos en lo cotidiano es errónea.

Porque el amor es esa emoción que te llena los sentidos de paz, de dicha, de felicidad, de éxtasis, de bondad, e inocencia, en un solo instante. Esta puede ser una buena definición del amor, porque reúne todo cuanto nos hace sentir plenos y conectados a la fuente universal.

Si quieres una conexión directa con la fuente para recibir sus dones, toma el camino rápido y seguro: ¡Ama! Ama todo lo que veas, busca el amor en todo y seguro lo encontrarás.

Aún si no lo sientes, ámate a ti mismo por eso. Imagina tus células enamoradas; imagina todos los órganos de tu cuerpo irradiando amor, llénate de él e imagina que recibes amorosamente, todo el amor que la fuente divina e inagotable te puede brindar, y ahí en ese estado perfecto, empezarás a sentir la conexión tan anhelada.

Permítete ese constante momento amoroso, contagia el amor. Todos venimos de él y, por lo tanto, todos lo conocemos. A veces sólo es cuestión de recordarlo, y ello será suficiente para vibrar en la frecuencia del amor, en la frecuencia de la fuente universal.

> *"Ama todo lo que haces, y lo que*
> *haces te amará mil veces más"*
> Enric Corbera

¿Qué es el amor?

Hay una gran diversidad de puntos de vista y significados en torno al amor. Lo han llamado concepto, emoción, sentimiento. Nos pasaríamos la vida entera tratando de definirlo.

Amor es…

Me encantaría que en este instante pudieras cerrar los ojos e imaginar que ves a un bebé, a una mascota, a uno de tus seres más queridos. Imagina que lo tomas en tus brazos y lo pegas a tu pecho con un fuerte abrazo.

Ahora respira profundo. ¿Lo sientes?

# Capítulo 8 - Reprogramación

*Nada existe, excepto átomos y espacio*
*vacío. Todo lo demás son opiniones.*
Demócrito.

Se ha creído tradicionalmente que un cuerpo perfecto es un resultado excepcional, inalcanzable para la mayoría de nosotros, que es la respuesta a un esfuerzo tenaz y que, para llegar a ello, hay que someterse a privaciones, ejercicios pesados y dietas rigurosas.

En estos tiempos, y todos los que han pasado, nos hemos dejado llevar por las tendencias que algunas "personas conocedoras" se encargan de imponer: contratan a la personalidad del momento (también impuesta por ellos), quien los representará y portará la bandera en cuestión.

Algunas veces la moda dicta que las personas tienen que ser robustas, y otras veces que tienen que ser delgadas. El punto es tener a la gente entretenida, subiendo y bajando de peso, librando una guerra constante contra el cuerpo, lo cual sube y baja los estados de ánimo, provocando entre las personas una batalla permanente consigo mismas y entre ellas.

Aquí les presento las ideas más populares que nos han vendido desde hace mucho tiempo. Acompaño cada idea con una pregunta que me gustaría contestaras:

- Ataca la grasa de tu cuerpo. ¿Atacarías algo que es necesario en tu cuerpo?
- Comer mucho engorda. ¿Para qué comes mucho?
- Estar gordo o flaco es malo. ¿Quién lo dice?
- Si quieres adelgazar te tienes que matar en el gimnasio. ¿Quién lo manda?
- *No pain, no gain* (Si no duele, no sirve) ¿En serio?

Experimentos realizados por físicos cuánticos han demostrado que la materia responde al observador. También descubrieron que las partículas más pequeñas (partículas subatómicas) tienen muy poca masa, pero que esta es más energía que materia (algo así como 99.9% de energía y 1% de materia).

Por lo tanto, podemos creer que el cuerpo es una creación de la mente, y que cada parte de éste, se ha formado con la información genética con la que nacemos y por los recuerdos que tiene el subconsciente. Todo lo que se fue acumulando en nuestra mente, consciente e inconscientemente, desde que fuimos creados.

Si tomamos en cuenta esto, podemos transformar nuestro cuerpo e incluso nuestra vida.

¿Cómo hacerlo? Por medio de visualizaciones, así iremos cambiando o cancelando decretos e ideas preconcebidas, que son muy parecidas a las que te mostré hace un momento:

ideas que se fueron pasando de generación en generación y que forman parte del inconsciente colectivo.

Puedes empezar a cambiar esos pensamientos por algo más cómodo. Por ejemplo, si desde temprana edad te dijeron que comer chocolate te provoca barros en la cara, pero nunca te dijeron que engordarías, lo más seguro es que te salgan barros cada que comas chocolate, pero nunca te engordará y viceversa.

Si te dijeron que el chocolate engorda, pero no te provoca barros, cada que comas te engordará, pero no tendrás barros.

Con este ejemplo podemos ver cómo afectan a nuestro cuerpo las ideas y comentarios. Por ello es vital entender que lo que comes no tiene tanta importancia, lo verdaderamente relevante es la idea que tienes acerca de la comida que te llevas a la boca.

¿Qué pasaría si cambiamos eso?

¿Qué pasaría si, en lugar de decir que tal o cual comida te afecta (especialmente si es tu comida favorita), cambiaras la idea que tienes de ella para tu propio beneficio?
Hablemos del chocolate. De él podemos decir que es nutritivo, tiene antioxidantes y estimula la liberación de endorfinas (neurotransmisores que causan felicidad y también grandes y creativas ideas).

Podrías crear el hábito de que, cada vez que vas a tomar un bocado de chocolate, repetir: "Este chocolate es un alimento perfecto para mí. Me da los nutrientes necesarios para el cuerpo. Lo que no necesito de él, lo elimino de una manera saludable y armoniosa".

¿Crees que pueda funcionar?

Suena loco, ¿no?, y más si esa vieja idea de que el chocolate es dañino existe desde que tienes uso de razón. Por eso, vamos a empezar con una reprogramación de 40 días. Algo parecido a una dieta.

Durante estos 40 días verás al chocolate desde una perspectiva diferente, cambiarás tu idea acerca de él y recordarás que es nutritivo, antioxidante, e incluso, puedes decir que adelgaza.

Es importante que recuerdes que es un ejercicio de reprogramación. Por lo tanto, durante este período no vas a comer chocolate. El reto consiste en observarlo, olerlo, sentirlo (sin probarlo), y repetir las frases que mejor convengan.
¿40 días sin chocolate? Sí, 40 días. En ese tiepo no lo comerás, pero sí nutrirás ideas positivas respecto a este. Al final de este período, cuando comas chocolate, pasarán cosas como estas:

- No sentirás culpa al comerlo
- No se te antojará tanto
- Cada que lo comas podrás ver sus beneficios

Puedes hacer este experimento en cualquier momento y con cualquier alimento.

# Capítulo 9 - Creencias limitantes ¿Detectas algunas?

*Sabía de las limitaciones de mi madre, porque*
*también yo las llevaba en el tuétano.*
Alice Sebold

Las creencias limitantes son esas ideas que se originan en la infancia; al imitar a nuestros padres, familiares o amigos, generamos información errónea que pasa a ser parte de nuestra identidad. Este bloqueo inconsciente nos impide alcanzar objetivos que, en muchas ocasiones, son fáciles de realizar.

Las creencias limitantes también se refuerzan a través de series de televisión, películas o telenovelas, las repetimos como si fuesen broma, y sin darnos cuenta, vamos sembrando en nuestro subconsciente una semilla incapaz de darnos los frutos que deseamos.

Aquí una lista de las ideas limitantes más comunes. (Identifica aquellas con las que te sientas familiarizado).

- No se puede tener todo en la vida
- Todos me odian

- Todos los hombres (mujeres) son iguales
- Tal o cual comida es veneno
- Tal o cual comida engorda
- Tal o cual comida adelgaza
- Para ser feliz, tengo que ser rico
- Si no lo hago yo, todo sale mal
- No se me da lo que tenga que ver con las computadoras, bailar, tocar un instrumento musical, coser, tejer, cocinar, etc.
- Mi cuerpo es tieso como un palo y no soy flexible
- Para recibir, hay que dar
- Después de los 30 años, ya no puedes adelgazar
- Comer mucho engorda
- Estar gordo o flaco, es malo
- Si quieres adelgazar te tienes que matar en el gimnasio
- Nunca me saco nada en los juegos
- No merezco cosas buenas
- Nunca recibo regalos
- El dinero no cae de los árboles
- Sin sufrimiento no hay beneficio
- Esa enfermedad es incurable
- Con el clima frío, siempre se enferma la gente de las vías respiratorias
- El éxito requiere tiempo
- He llegado a mis límites
- Ya estoy grande (o joven) para eso
- Los otros son mejores que yo

¿Te identificaste con alguna? El punto es que puedas identificar lo que creas que está afectando tu vida, para que lo puedas cambiar.

El cambio es muy fácil. Vamos a hacer juntos este ejercicio. Cambiaremos todas esas frases, aunque no todas sean importantes para ti. Sustituiremos cada frase por una declaración opuesta. Observa la diferencia.

## IDEA TRANSFORMADA
- Puedo obtener todo lo que deseo.
- Siento armonía con todo lo que me rodea.
- Toda la comida me beneficia, y mi cuerpo elimina lo que no necesita de una manera armónica y ordenada.
- Me siento cómodo con el dinero, y mi estado de felicidad depende de mí.
- Acepto que todos tenemos dones y habilidades.
- Mi mente y cuerpo están capacitados para cualquier cosa que desee estudiar.
- Tengo claro que mi cuerpo físico lo creo con mis pensamientos y puedo cambiarlo en el momento que empiece a hacerlo.
- Como lo que deseo y mi cuerpo elimina armónica y relajadamente lo que no necesita.
- El cuerpo es un medio de comunicación para expresar nuestros talentos y habilidades.
- Con poco ejercicio y visualización puedo lograr el cuerpo que desee
- Merezco todo lo bueno del Universo
- El Universo es bondadoso conmigo y abro los brazos para recibir todos los regalos que me da
- El dinero llega a mí de incontables maneras
- Toda enfermedad es curable
- El clima es mi aliado
- Recuerdo la primera idea que me llevó a concretar

este objetivo y mantengo el entusiasmo hasta llegar a mi meta
- La edad sólo existe en la mente
- Todos tenemos potencial para crear

¿Ves que diferente suena esto?

Mi invitación es a que hagas de este ejercicio una práctica constante, solo recuerda, cada vez que lo hagas, siéntelo, y siéntelo con mucho amor, créetelo y piensa que eso es lo que tú eres; así tu subconsciente lo irá reteniendo hasta que lo haga completamente suyo y todos esos decretos se harán palpables en tu vida.

Tal vez tú tengas otras ideas que quieras cambiar y otros decretos que quieras repetir, usa tu imaginación y entra en el campo de todas las posibilidades.

Pide, pide, pide. El Universo está esperando tu pedido para actuar.

**SUGERENCIA FINAL:**

Cuando tengas las ideas, sé creativo y si quieres, pégalas o cuélgalas donde las puedas ver fácilmente, sea en casa, en tu carro o en tu lugar de trabajo. Si te es posible, grábalo y repítelo todas las veces que puedas, aunque no le pongas atención lo importante es que el subconsciente lo crea.

Recuerda a cada instante lo mucho que vales, y el potencial infinito que tienes para obtener todos los regalos que el universo te da.

# Capítulo 10 - La respiración
# ¿El gran secreto a voces?

*Cuando más respiramos profundamente, es fácil*
*sentir lo bueno que es el mundo, lo justo y hermoso.*
*Estamos inspirados. Qué trágico es entonces, que*
*tan pocas personas respiren libremente y bien.*
Alexander Lowen

Antes de empezar cualquier entrenamiento debemos dejar claro lo más importante y fundamental para una buena salud: respirar.

Hablando de cosas que se hacen inconscientemente, la respiración es el mejor ejemplo. Cuando nacemos nos desconectan del suministro de alimentación que es el cordón umbilical, y en ese instante, llámese por instinto de conservación o reflejo, automáticamente empezamos a respirar.

Como es una acción espontánea natural y no tenemos que pensar para hacerlo, se le da muy poca o ninguna importancia. Conforme vamos creciendo creamos hábitos erróneos al respirar. Así, solo la notamos cuando estamos en una situación inusual, y nuestra respiración cambia en un acto reflejo.

Una respiración correcta es la base fundamental para vivir.

Inténta interrumpir tu respiración por unos segundos. Verás que aunque logres administrar bien el aire, lo ideal es tener respiraciones constantes y relajadas.

La respiración nos provee el oxígeno necesario para el buen funcionamiento de las células que, con una adecuada oxigenación, mantienen al cuerpo saludable y funcionando en orden. También permiten un estado relajado, una mente concentrada y enfocada; preparada para reaccionar de una manera tranquila y coherente, ante cualquier situación.

La respiración más recomendada, y la que todos deberíamos practicar con constancia, es la abdominal. Es la más natural, y la primera que realizamos cuando nacemos.

Recuerda la respiración de un bebé. ¿Puedes ver como mueve el abdomen al respirar?

La respiración abdominal no es común. Un maestro de música me comentó alguna vez, que en oriente practican la respiración abdominal, pues creen que debajo del ombligo se encuentra el centro del ki, chi o prana, que es lo que los occidentales llamamos energía.

Ellos dicen que cuando nacemos respiramos con el centro de la energía, de una manera relajada, y eso nos mantiene tranquilos. Pero cuando vamos creciendo, las exigencias del ego presionan nuestro pecho y entonces la respiración se concentra en el tórax.

Tal vez suene a fantasía, pero tiene mucha lógica.

La respiración abdominal consiste en empujar hacia abajo el diafragma con el aire que entra, ello provoca que el estómago se expanda. Al exhalar, el estómago empuja el diafragma hacia arriba. Esto hace que no haya presión en el pecho lo que quita la angustia y la ansiedad.

Además de ser muy relajante, este tipo de respiración lleva una mayor cantidad de aire a los pulmones, oxigenando un poco más al corazón, masajeando toda la zona abdominal, y con ello a los órganos que se encuentran ahí.

Aunado a este sistema de respiración abdominal, en Rocket-Healing, usamos diferentes tipos de respiraciones. Aquí les mostraremos cómo hacer la básica abdominal, y para ello les daremos el link de nuestro blog, donde encontrarán diversos ejercicios que usamos en las sesiones de Rocket-Healing.

www.rockethealing.com

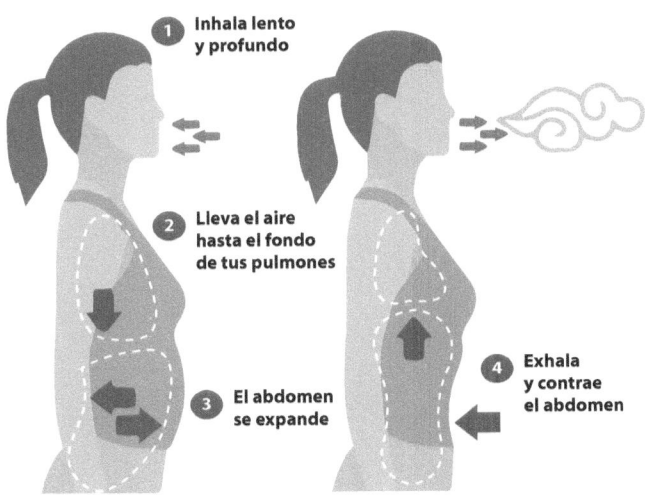

# Segunda Parte

## *Manual de uso del Rocket-Healing*

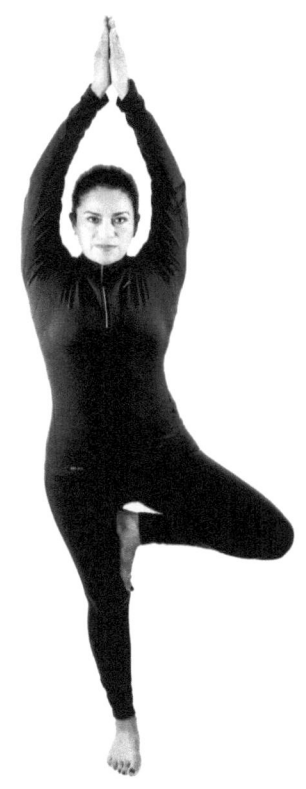

*La práctica hace al maestro*
Dicho Popular

La práctica del Rocket-Healing es sencilla, la puede realizar cualquier persona, solo que se recomienda hacerlo bajo la guía de un monitor certificado.

Es importante el acompañamiento, pues con la práctica irás experimentando cambios muy importantes, tantos, que algunas veces requerirás de ir más allá de la información básica contenida en este manual.

Un profesional podrá darte el apoyo para recordar lo aprendido, así como para supervisar que tus posturas de yoga, logren alinear tu cuerpo sin que te lastimes.

# *Saludo al sol*

## Surya Namaskara

Hemos elegido este camino porque regularmente las sesiones de Yoga empiezan con estas posturas, muy efectivas para calentar y estirar el cuerpo.

El saludo al sol fortalece todos los sistemas del organismo, potencia la salud y la energía física, mental y espiritual. Algunas personas practican el saludo al sol sólo para moldear o adelgazar su cuerpo, pero es importante que sepas que cada postura tiene su propia finalidad y que, de manera conjunta, el saludo al sol ofrece grandes beneficios.

- Fortalece el aparato locomotor
- Masajea los órganos internos
- Proporciona concentración, calma, serenidad y fuerza interior
- Estimula la circulación linfática y sanguínea
- Depura al organismo
- Fortalece el corazón
- Libera la tensión y alivia la ansiedad y la depresión
- Estimula la autocuración
- Nos prepara para afrontar la vida con entusiasmo, alegría y serenidad.

Durante esta práctica se utiliza la respiración regular: inhalando y exhalando con cada movimiento.

# Saludo al sol
# Surya Namaskara A

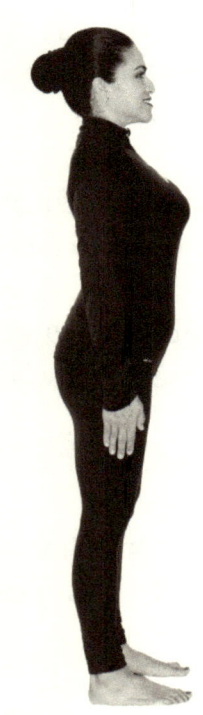

**1.** Ponte de pie con los brazos a los lados, el cuerpo bien derecho y las piernas estiradas, como se muestra en la imagen.

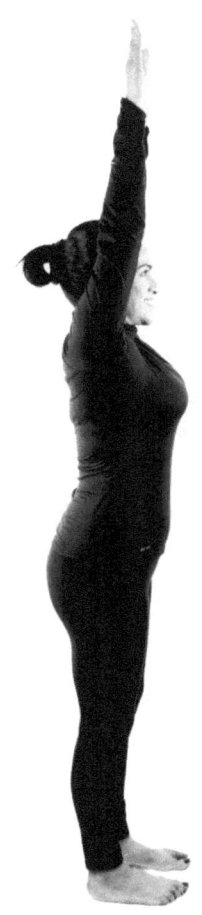

**2.** Mientras elevas los brazos a cada lado del cuerpo, haz una respiración profunda por la nariz. Estiralos hasta llegar sobre la cabeza.

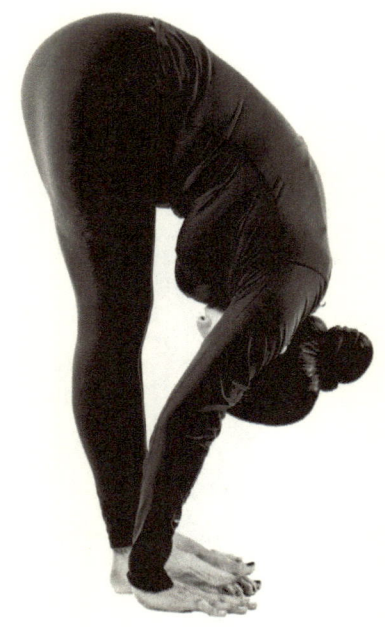

**3.** Exhala por la nariz, baja los brazos, estira muy bien las piernas (sin doblar las rodillas) y trata de llegar al piso.

Si apenas estás desarrollando tu flexibilidad, mantén las rodillas estiradas, y baja tanto como te sea posible. No es necesario, por ahora, que tus manos lleguen al piso. Poco a poco irás alcanzando la flexibilidad deseada.

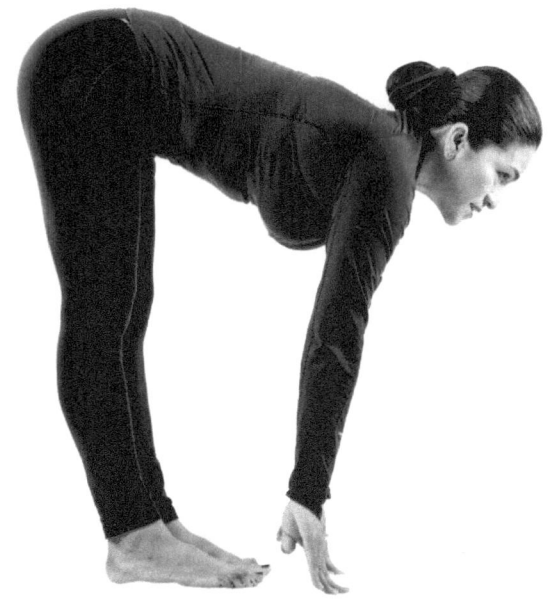

**4.** Inicia otra respiración profunda. Mueve la cabeza hacia arriba, estirando el cuello. Exhala al bajar la cabeza, hasta lograr la postura que muestra la imagen.

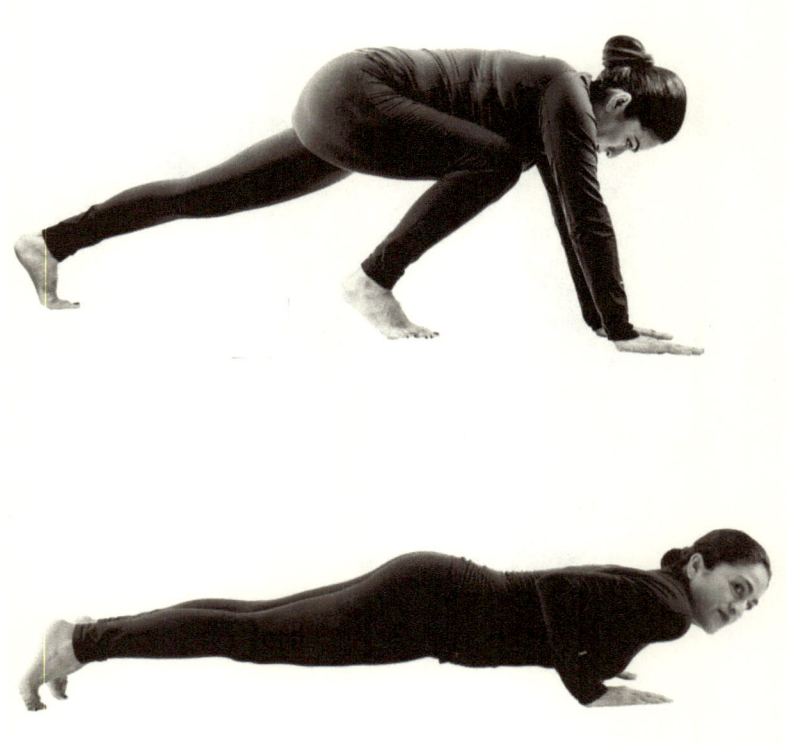

**5.** Con las manos colocadas en el piso, lleva uno a uno, ambos pies hacia atrás. Si tienes más práctica, puedes dar un pequeño salto hacia atrás hasta quedar en la postura de la imagen

Recuerda, es importante cuidar el ritmo de tu respiración.

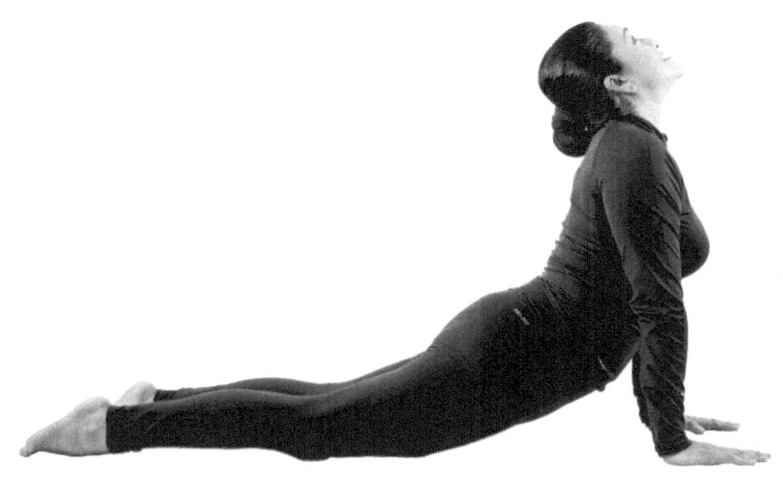

**6.** Pega tu cuerpo al piso y, mientras haces otra respiración, arquea tu espalda hacia arriba, llevando la mirada hacia atrás y los hombros hacia abajo. Observa la imagen.

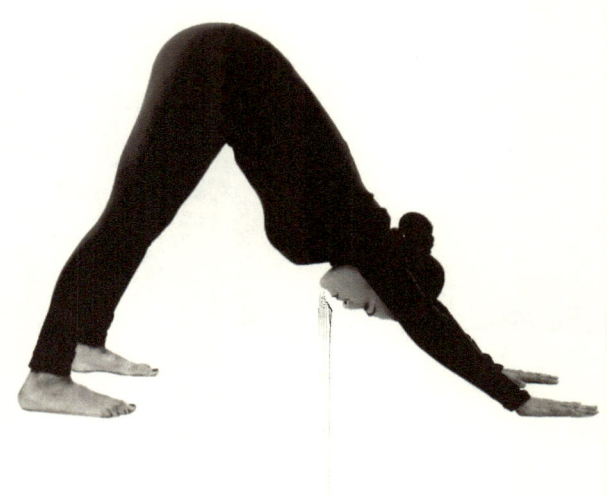

**7.** Mientras exhalas, lleva la cadera hacia arriba y hacia atrás. Estira las piernas tratando de que tus talones lleguen al piso. Mientras llevas la cabeza hacia abajo, Estira la espalda, como en la imagen.

En esa posición descansa tu cuerpo durante tres respiraciones profundas.

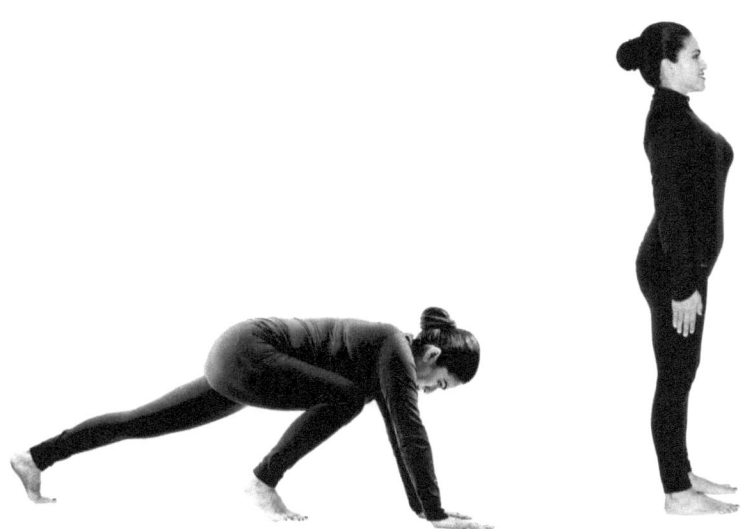

**8.** Para terminar, toma una respiración y lleva ambos pies al frente, ya sea uno a uno, o ambos de un salto. Exhala.

Inhala. Endereza el torso, elevando las manos a los lados, hasta quedar totalmente erguida, con los brazos estirados sobre la cabeza. Exhala al bajar los brazos a tus costados. Has llegado a la posición inicial.

# Saludo al sol
# Surya Namaskara B

Este circuito es casi igual que el Surya Namaskara A, solo que con una variante. Podrás notarlo en la secuencia de ilustraciones.

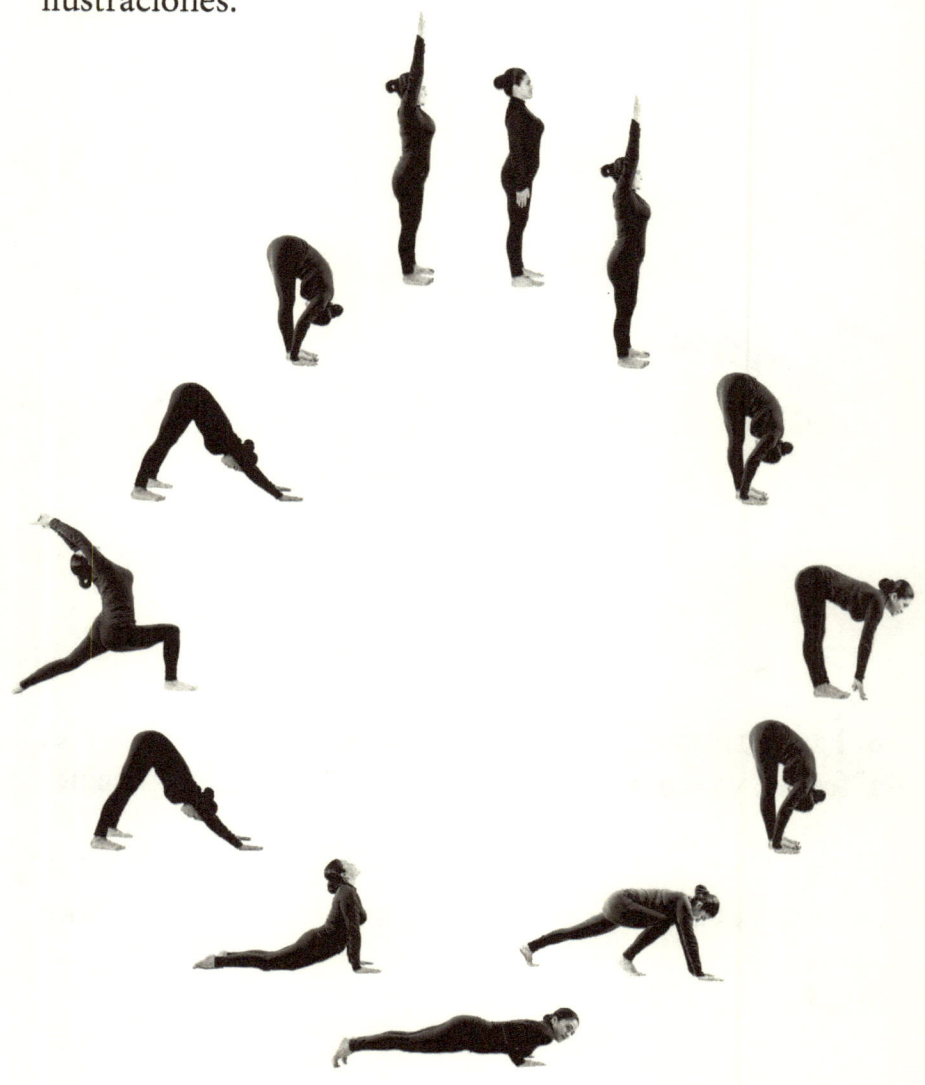

# La postura del Guerrero
# Virabhadrasana I

Después de los saludos al sol puedes continuar con el clásico Guerrero. Esta vigorosa asana fortalece la columna vertebral e incrementa la flexibilidad de rodillas y muslos. El intenso estiramiento de los brazos disminuye la rigidez de hombros y espalda. Esta postura expande los músculos del pecho y mejora la capacidad pulmonar, facilitando una respiración profunda.

A esta asana le puedes sumar una variante: Guerrero con arco. Esta postura es ideal para generar una secuencia de visualización de objetivos mientras realizas tu práctica.

Puedes consultar las visualizaciones y decretos en nuestra página web: www.rockethealing.com

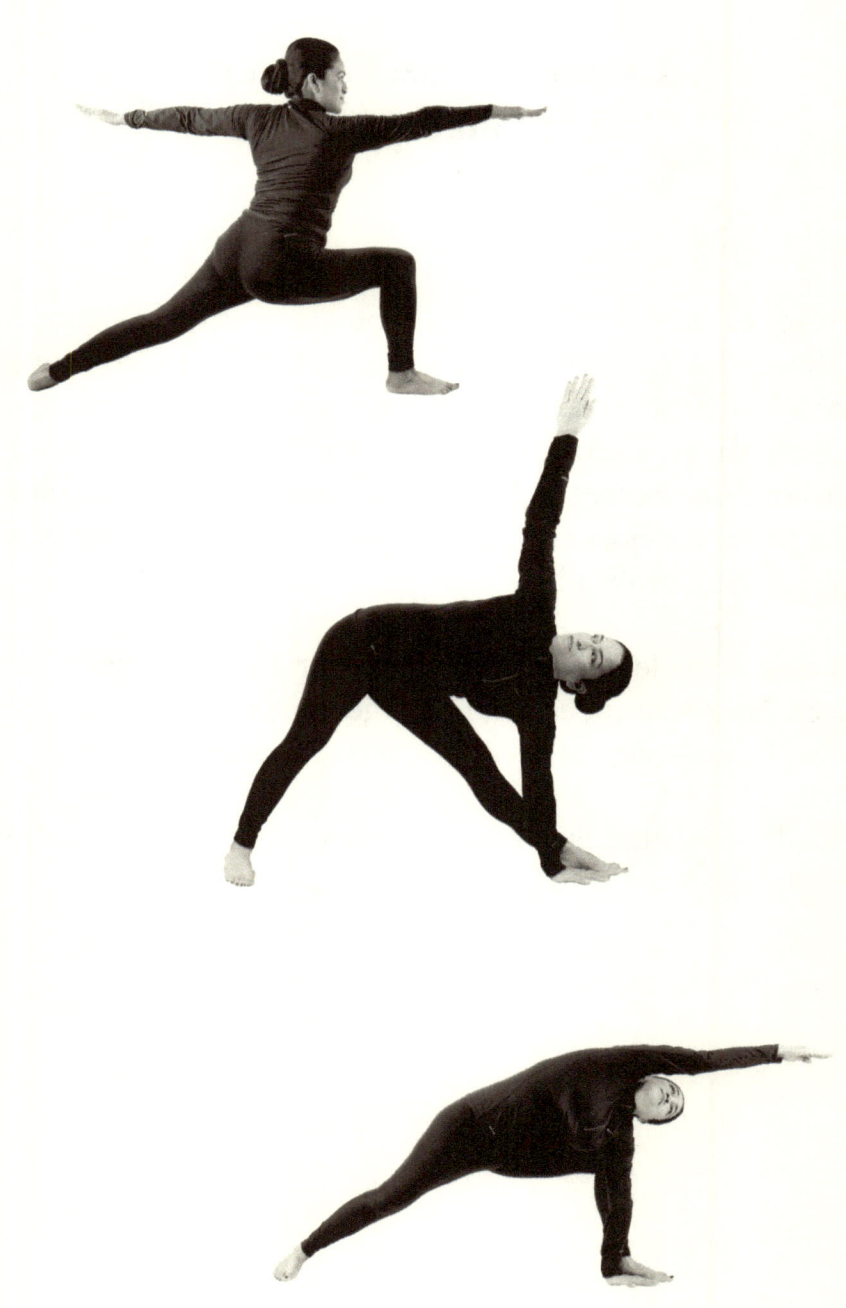

# La Postura del Guerrero
## Virabhadrasana II

Esta postura la empezamos como el Guerrero I, pero con la variante de los brazos a los lados.

1. Comienza con la postura de la montaña: inhala, lleva tus manos a la cintura y separa tus piernas de modo que tus pies estén pisando una misma línea imaginaria, a un poco más de un metro de distancia el uno del otro.

2. Levanta ambos brazos paralelos al suelo y estíralos activamente hacia los costados. Siente el pecho abierto y lleva las palmas hacia abajo. La cabeza mira al frente.

3.-El pie que quedó al frente apunta hacia a adelante, mientras que el de atrás, gira ligeramente hacia afuera. Alinea ambos talones. Exhala y dobla la rodilla de la pierna al frente.

Importante: Asegúrate de que la rodilla doblada esté alineada a la altura de tu tobillo. Nunca más adelante. Manten las caderas en un ángulo de 180 grados y los brazos paralelos al suelo. Permanece en esta posición durante tres respiraciones profundas.

Para salir de la posición: Inhala al subir, y exhala bajando los brazos, mantén el torso en posición y lleva las piernas hacia el frente. Repite hacia el otro lado por el mismo período de tiempo.

## Beneficios de Virabhadrasana II

- Fortalece y estira piernas y tobillos
- Estira ingles y hombros
- Expande pecho y pulmones
- Estimula los órganos de la cavidad abdominal
- Aumenta la resistencia física
- Disminuye el dolor de espalda, sobre todo durante el segundo trimestre del embarazo
- Es terapéutica para el síndrome del túnel del carpo, ciática, pie plano, osteoporosis e infertilidad

Estas son algunas posturas que utilizamos en Rocket-Healing. Las secuencias completas las podrán encontrar en nuestra página web.

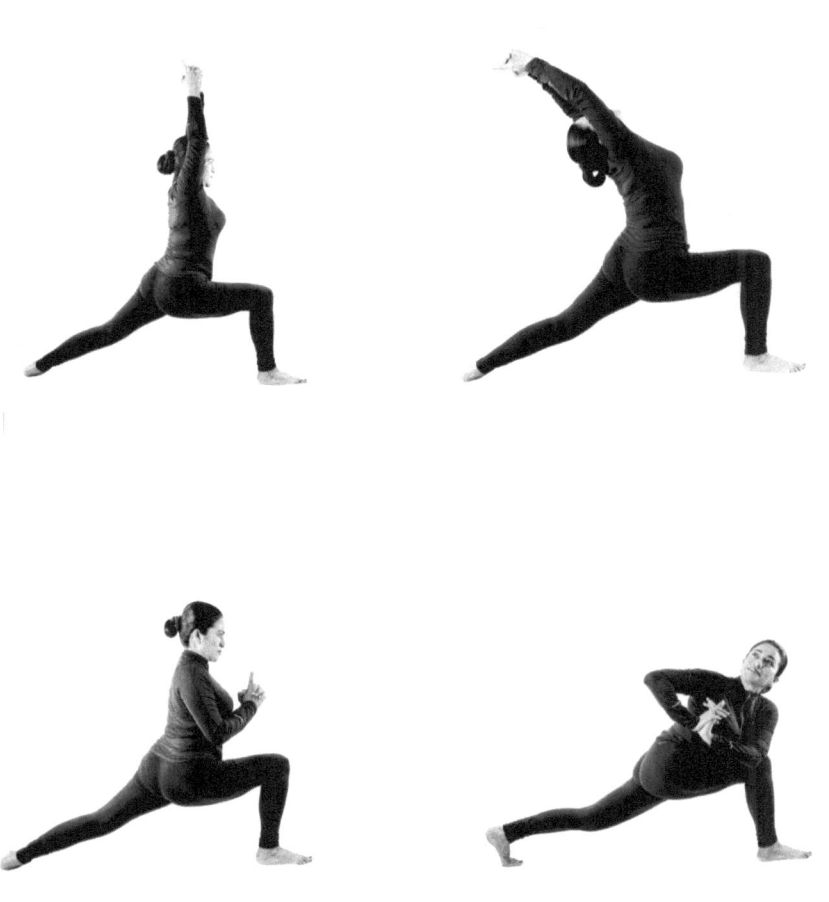

# ¡A bailar se ha dicho!

Después de haber estirado y oxigenado el cuerpo, continuaremos con lo mágico de nuestro entrenamiento: el baile.

Te propongo una selección musical con coreaografías para liberar endorfinas. Cada nuevo ritmo cambia la información de nuestro cerebro pues, por si no lo sabías, es capaz de rejuvenecer cuando este se ejercita al aprender algo nuevo.

El baile ayuda a mejorar la memoria, desarrolla la creatividad, y libera las endorfinas que nos ayudan a ser más alegres. También nos auxilia a expulsar toxinas del cuerpo.

En www.rockethealing.com, encontrarás videos con coreografías y música mezclada, que podrás descargar para realzar tus propias practicas.

# Tiempo de Meditar

Con el cuerpo cargado de endorfinas, en la cumbre del entusiasmo, hacemos un *stop* rotundo para pasar a la meditación. Se trata de cambiarle la rutina al cerebro de forma radical.

Con música muy suave, damos paso a la meditación guiada.

A continuación te compartiré una de las meditaciones que usamos en Rocket-Healing. Con ella podrás generar un estado de paz y armonía, así como establecer una conexión con tu más alto grado de consciencia.

No olvides navegar en nuestra página web, donde encontrarás audios con meditaciones para tratar diferentes situaciones, como la ansiedad, el duelo o la prosperidad.

### Meditación de la luz
Siéntate o acuéstate en el piso de manera cómoda. Cierra los ojos y haz tres respiraciones profundas por la nariz. Lleva la cuenta mentalmente. Cuando llegues a la tercera te sentirás calmado y podrás relajar cada parte de tu cuerpo.

Con los ojos aun cerrados, visualiza la punta de los dedos de tus pies, y relaja. Sigue, como si escanearas tu cuerpo de abajo hacia arriba, y visualiza pantorrillas, rodillas, muslos, cadera... Cada vez que llegues a un punto, respira con normalidad y relaja. Sigue con abdomen, pecho, hombros, cuello y cabeza.

En ese estado de entrega total, visualiza una hermosa luz en el cielo (el color que se presente en tu mente es el adecuado).

Observa: esa luz emite un potente rayo que baja y entra en tu cabeza, directamente por la coronilla; baña cada parte del interior, ilumina cada fibra y cada célula, rejuveneciéndolas.

La luz baña todo tu cerebro; puedes verla como chispas que se esparcen en él, y cambian cualquier información errónea. Ahora baña tu cara, tu piel, pasa por tus ojos y tus mejillas. A cada momento puedes sentir como vibra esa luz en tu piel; baja por tu cuello, tus hombros, tus brazos, hasta que sale por la punta de tus dedos.

También ilumina tus pulmones y cuando llega a tu corazon, la flama que ahí habita, se torna más potente. Juntas bajan por tu abdomen, caderas y pelvis. Iluminan todos tus órganos internos bañándolos de salud, rejuveneciéndolos.

La luz baja a tus genitales, muslos, rodillas y pantorrillas; llega a tus pies y sale a través de la punta de tus dedos.
Si tienes algún órgano que deseas fortalecer, demora un poquito más la luz en ese lugar y con la intensidad de un láser, visualiza con más potencia esa luz para limpiar cualquier zona contaminada.

Ahora esa luz hermosa y divina te envuelve. Te has convertido en una esfera de luz radiante y potente que empieza a crecer en la habitación donde te encuentras.

Sigue creciendo, ocupando toda la casa o el edificio; crece, más allá de la calle donde vives, de tu ciudad y tu país. A cada paso que avanza, ilumina todo con su luz de amor, hasta el rincón más escondido. Continúa creciendo; ilumina tu continente, el planeta, se expande en toda la galaxia. Ahora es tan grande que abarca todo el universo.

Siente como vibras en luz de amor, cómo sientes la dicha y la paz verdadera.

Quédate ahí, un momento, memorizando esa calma, esa paz, ese amor. Es una bendición que se expande por todo el universo, iluminándolo.

En este estado, repite en voz alta: Yo soy Amor, soy dicha, soy paz.

Permanece en silencio un momento.

Después de este hermoso encuentro con tu verdadero ser, después de reconocer tu verdadera naturaleza, vas a regresar a tu cuerpo material.

Recuerda siempre lo que eres en verdad; que tu creas tu cuerpo físico; que puedes visualizar cómo quieres que este sea, tanto en forma como en estado de salud, para beneficio tuyo y en armonía con el universo.

En este momento de la meditación, ya te encuentras en tu cuerpo físico. Respira profundamente, tres veces seguidas.

Mueve con suavidad los dedos de manos y pies. Poco a poco, mueve la cabeza de un lado a otro, gira los hombros. Cuando estés listo, puedes abrir los ojos lentamente.

La meditación de la luz, no sólo es una experiencia hermosa, sino también muy efectiva. Te lleva a tomar consciencia de tu propia luz y a enlazarte con la luz del universo. Es una meditación de puro amor.

Como seres humanos tenemos un compromiso: expandir nuestra luz. La mejor manera hacerlo es sentir el amor, así podremos ver también la luz en los demás.

Si queremos estar conectados a la fuente y recibir todos sus beneficios, recuerda que es necesario amar. Amar de manera constante, consciente, profunda, genuina.
Hago hincapié en ello, pues es la clave para que este mundo cambie su vibración. Sería un error meditar y visualizarnos en luz de amor si, al volver a nuestra cotidianidad, en cualquier situación nos sentimos víctimas y recurrimos al ataque inmediato.

Al llenar de armonía los espacios y agradecer cualquier situación, nos convertimos en portadores del amor. Cualquier adversidad trae consigo un aprendizaje. Si logramos ver bien cada lección, nos convertimos en maestros.

¡Expande tu luz!

¡Brilla! Solo tú puedes hacerlo.

Lo más maravilloso es que la luz está en tí,
y es lo más importante en este universo.
Date y danos el regalo de la luz.

*Instrucciones para el
entrenamiento de
40 días
de Rocket-Healing*

*En 21 días se especializa un aprendiz,*
*en 40 días se hace un maestro,*
*en 90 días se convierte en Dios.*
Desconocido

Desde la antigüedad, la cuarentena se utiliza como una técnica de purificación que permite regenerar los órganos del cuerpo. En algunas culturas, después del parto, la mujer sigue una rigurosa cuarentena que le permite recuperarse de los cambios biológicos vividos durante el embarazo. Lo mismo ocurre con quienes contraen enfermedades contagiosas.

La cuarentena que propone Rocket-Healng es una práctica que logra los cambios físicos y neuronales necesarios para adquirir nuevos hábitos que repercutirán en una vida saludable. Estos se adquieren después de 40 días de práctica contínua.

Antes de comenzar te invito a que consideres lo siguiente:
1. Cuando empieces, tómalo de manera relajada.
2. No juzgues. Ni a ti ni a los demás.
3. Puedes repetir la cuarentena cuantas veces quieras y con cualquier objetivo. Lo importante es que la experimentes y disfrutes de sus beneficios de principio a fin.

Estos son los pasos a seguir:

1. Analízate. De entre todas las cosas que quisieras cambiar, identifica cual es la que necesitas y estás dispuesto a cambiar hoy.
2. Fíjate un objetivo. Debes ser muy específico en tus objetivos. Mientras más detallado mejor: una talla a alcanzar, escribir mejor, ser puntual… (este objetivo seguramente está ligado a una idea limitante).
3. Busca el origen. Identifica el verdadero origen de lo que quieres cambiar ¿Puedes reconocer cuándo comenzaste a ser, decir o pensar eso que quieres cambiar? ¿Dónde adquiriste ese hábito, esa idea o esa condición? ¿Quién te lo enseñó?
4. Encuentra tus ideas limitantes. Profundiza en aquellas que refuerzan la problemática o bloquean su solución. Responde la siguiente pregunta: ¿Qué crees que bloquea o impide tu objetivo? Has una lista con las frases que te definen tus creencias.
5. Refrasea en positivo tus ideas limitantes. Te invito a recordar el capítulo 8 (Reprogramación).
6. Registra tu experiencia. Cada noche escribe (sin juicio) tu experiencia con respecto a la cuarentena.
7. Escríbete una carta. En cualquier momento de la cuarentena, con amor y para ti, escribe una carta en la que resaltes tus dones, aptitudes y talentos.
8. Ponte a prueba. ¿Crees que lo lograste?, ponte a prueba y sorpréndete con los resultados.

Ejemplo: Reducir niveles de grasa corporal.

Imagina a una persona con problemas de salud que inició una cuarentena. Como primer paso analizó que, dentro de todas las cosas que quería y podía cambiar, su prioridad era reducir el nivel de grasa corporal.

Se puso como objetivo bajar una talla. Para lograrlo primero se hizo preguntas como: "¿Qué incrementa la grasa en mi cuerpo?" Es probable que respondiera: "Las harinas y azúcares de los pasteles y chocolates que me gusta comer".

Ese nivel de respuesta fue bueno, pero tuvo que profundizar un poco más y cuestionarse: "¿Por qué, si sé que esos alimentos me dañan, los sigo consumiendo? ¿Qué idea negativa tengo del pastel? ¿Es el pastel el responsable de lo que sucede en mi cuerpo? ¿Es real lo que pienso sobre lo que como, o solo es que tengo una idea equivocada acerca de la comida?"

Al seguir el entrenamiento Rocket-Healing, esta persona sabía que podía cambiar la idea que tenía respecto al pastel y al chocolate. Usó las herramientas para crear una idea distinta y más saludable.

Como parte de su cuarentena, identificó, registró y refraseó sus ideas limitantes, y pudo, ante la tentación de comer un pastel o chocolate, iniciar un diálogo como este: "Por el momento se me antoja un pastel. Reconozco que es muy saludable y que algunos de sus ingredientes ofrecen nutrientes fundamentales para proveerme de la energía que necesito. Sé que mi cuerpo es sabio y que él se encargará de eliminar lo que no necesita de forma sana y armónica. Está aprendiendo a escucharme y a entender mis instrucciones, así que ahora no lo comeré, pero cuando lo haga, mi cuerpo aplicará su sabiduría".

Además, todas las noches escribió las experiencias de su cuarentena, y en su momento fue capaz de reconocer sus talentos, dones y aptitudes que plasmó por escrito en una carta de sí y para sí. Cumplidos los cuarenta días estuvo listo para ponerse a prueba y descubrió su propio poder.

No permitas que nada perturbe tu paz, así que disfruta de estos cuarenta días y contacta con el maestro, con ese sabio sanador que eres, aunque a veces lo olvides.

El regalo que Rocket-Healing pone en tus manos es la certeza de que todo es posible cuando te entrenas para transformar tu pensamiento.

Disfruta el viaje.

*Ni un elevado grado de inteligencia, ni la imaginación,
ni ambas cosas unidas, van a crear un genio.
Amor, amor, amor, esa es el alma del genio.*
Wolfgang Amadeus Mozart

# Tabla de Contenidos

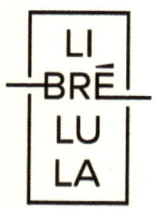